Te $\frac{34}{400}$

PLUS DE CHOLÉRA !

MÉTHODE PRÉSERVATIVE & CURATIVE

CONFIRMÉE PAR L'EXPÉRIENCE.

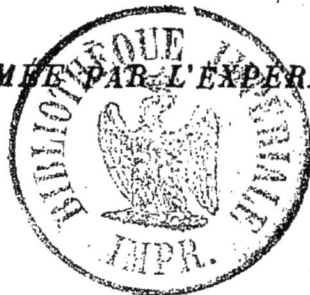

NICE,

Imprimerie Administrative, rue du Pont-Neuf, 9.

1865.

PLUS DE CHOLÉRA !

MÉTHODE PRÉSERVATIVE ET CURATIVE

CONFIRMÉE PAR L'EXPÉRIENCE

Le choléra est toujours loin de Nice, et il est très-probable qu'il ne viendra pas nous visiter; car il est démontré par l'expérience du passé que ce terrible fléau n'a jamais pu faire élection de domicile sous notre beau ciel bleu ; alors même qu'il séjournait des mois entiers et exerçait les plus grands ravages dans la provence tout entière.

Cependant il n'est pas hors de propos de rassurer les plus timides sur les effets de cette épidémie, bien moins redoutable qu'on ne le pense généralement et dont il est *très-facile de se préserver.*

Mais avant d'aborder la question des préservatifs, que nous pouvons hardiment qualifier D'INFAILLIBLES, sans crainte d'être jamais démenti par les faits, nous croyons utile d'entrer dans quelques détails sur la maladie elle-même, sur son caractère, et sur sa manière d'attaquer notre organisme.

I

QU'EST-CE QUE LE CHOLÉRA ?

Il n'est personne qui ne se soit posé bien souvent cette question : *qu'est-ce que le choléra ?....*

Voici comment, après bien des réflexions, nous croyons pouvoir répondre à cette question:

Le choléra est une maladie épidémique non contagieuse ; c'est-à-dire qu'elle n'est pas transmise par le contact d'une personne atteinte, mais bien par l'air contenant certains miasmes qui occasionnent la maladie.

Ces miasmes agissent sur l'organisme par empoisonnement. Ce poison attaque plus particulièrement les voies digestives (l'estomac, et les intestins) dont il altère les tissus et les vaisseaux sanguins distribués dans ces tissus, au point de les rendre impropres à contenir le sérum c'est-à-dire la partie liquide du sang.

Il résulte de ce phénomène morbide que, lorsqu'un individu est atteint du choléra, le sérum passe à travers les tissus et les vaisseaux des voies digestives, comme à travers un filtre, et s'épanche dans les cavités de l'estomac et du tube intestinal, pour s'en échapper par les vomissements et par les selles.

Chaque fois donc que le torrent de la circulation traverse les voies digestives, ainsi altérées, le sang perd une certaine quantité de sérum, de telle sorte qu'il finit par en être entièrement dépourvu et qu'il ne reste plus dans les vaisseaux que la fibrine et les globules rouges.

Il est facile de comprendre que dès lors la circulation est interrompue, faute de liquide sanguin, et que la mort s'en suit nécessairement, lorsqu'on ne sait pas opposer un obstacle aux effets vénéneux de la maladie, et préserver ainsi les tissus attaqués de l'altération cholérique.

Mais, dira-t-on, si le choléra est un empoisonnement, d'où vient que nous ne sommes pas tous empoisonnés et que les animaux, chiens, chats, chevaux bœufs et moutons ne sont pas atteints du choléra ?

Nous n'avons pas trouvé à faire à cette question d'autre réponse que celle-ci :

Ce n'est pas l'action exclusive des molécules miasmatiques répandus dans l'air qui constitue le poison cholérique ; c'est leur combinaison avec certaines autres molécules contenues dans l'organisme du corps humain.

Il résulte de ce fait que nous sommes plus ou moins disposés à être atteints par l'épidémie, suivant qu'il y a en nous une plus ou moins grande quantité de ces molécules organiques susceptibles de se combiner avec celles des miasmes en suspension dans l'atmosphère.

Il en est tellement ainsi, que les mêmes effets se reproduisent à chaque épidémie, quelle que soit sa nature. Nous voyons en effet des épidémies qui n'attaquent que les bœufs et épargnent les autres animaux, c'est que, dans ce cas, la race bovine seule porte en elle certaines molécules aptes à se combiner avec celle des miasmes de l'épidémie régnante.

Il en est de même des maladies qui frappent en particulier d'autres races animales qui, plus ou moins périodiquement, sont atteintes par des épidémies spéciales à chacune d'elles.

S'il en était autrement, si les miasmes épidémiques constituaient à eux seuls un poison assez violent pour tuer dans quelques heures les sujets atteints, nous serions tous, hommes et bêtes, indistinctement empoisonnés par une pareille épidémie.

Mais, nous a dit un critique, d'ailleurs bienveillant. « Si le choléra consiste *exclusi-* « *vement* en une affection locale des voies « digestives, manifestée par un épanchement « de sérum dans leurs cavités, comment « expliquer les attaques cholériques foudro- « yantes, qui tuent sans qu'il se manifeste des « selles ou des vomissements ? »

Cette objection mérite une réponse catégorique, la voici :

Parmi les cholériques n'ayant pas fait usage des dits préservatifs et que nous avons vus et soignés, en nombre très considérable dans les épidémies précédentes, nous n'en avons jamais rencontré *un seul* dont l'attaque, *même l'attaque la plus foudroyante*, n'ait été accompagnée d'évacuations abondantes et continues, ou bien précédée de nombreuses selles datant de plusieurs jours.

Mais en supposant qu'on eût pu constater des cas foudroyants sans aucune évacuation, cela n'infirmerait pas nos explications sur les effets de l'action toxique du choléra. L'action cholérique, dans ce cas exceptionnel, aurait été si énergique que le malade n'aurait pu résister à la secousse de cette violente attaque, et aurait succombé sous le coup de l'empoisonnement avant que l'épanchement sur les voies digestives se fut manifesté extérieurement par les évacuations, qui ne sont en définitive que les symptômes consécutifs de l'intoxication cholérique.

Nous ne disons pas d'ailleurs que le choléra attaque *exclusivement* les voies digestives. Nous reconnaissons, au contraire, qu'il exerce, comme beaucoup d'autres maladies, sa terrible influence sur notre organisme tout entier, nous constatons seulement qu'il agit *plus particulièrement* sur les voies digestives que sur nos autres organes.

Étant ainsi établi, autant que faire se peut en pareille matière, que le choléra n'est autre chose qu'un empoisonnement produit par une combinaison qui s'opère en nous, il ne s'agit plus, pour s'en *préserver*, que de lui opposer une substance qui, introduite dans l'estomac, s'oppose à cette combinaison.

Cette substance médicamenteuse est toute trouvée, et celui qui écrit ces lignes en a constaté les effets préservatifs et curatifs sur des milliers d'individus, tant en France qu'en Italie.

II.
MOYENS PRÉSERVATIFS.

Le préservatif le plus puissant est le vératre blanc (VERATRUM ALBUM) autrement dit l'hellébore blanc.

Dans toutes les épidémies cholériques antérieures, le *Veratrum*, préparé homœopatiquement, a toujours préservé ceux qui en ont fait usage.

Il suffit pour obtenir ce résultat de prendre, le matin à jeun, tous les deux ou trois jours, suivant l'intensité de l'épidémie, *deux ou trois globules* sur la langue de cette substance préservative, en ayant soin, aussitôt que les globules sont fondus, de passer dans la bouche et d'avaler une petite cuillerée à café d'eau pure, pour être sûr que la dose fondue dans la bouche a pénétré dans l'estomac. On peut même répéter plus souvent l'opération, et tous les jours au besoin, si lorsque le choléra est très violent on se sent disposé à des malaises d'estomac ou d'entrailles, nonobstant l'administration du préservatif à deux ou trois jours d'intervale.

Mais, comme lors de la première invasion on remarqua que le choléra revêtait des formes variées et que, en dehors des symptômes principaux qui le caractérisent et qui réclament l'emploi de *veratrum*, il se manifestait divers symptômes secondaires importants, on jugea à propos, pour préserver plus sûrement, de recourir à d'autres médicaments en rapport avec ces symptômes secondaires et de les employer alternativement avec le *veratrum*, c'est-à-dire en administrant une fois l'un et une fois l'autre.

Par suite de cette observation on administra généralement *Veratrum* en l'alternant avec *Cuprum*, lorsque les sujets atteints par l'épidémie éprouvaient des crampes violentes, ou bien avec *metallum-album*, lorsqu'il y avait peu de crampes, et que les malades accusaient dans l'estomac et dans l'œsophage un brûlement considérable, (pyrosis) accompagné de carpologie, d'anxiété et de crainte excessive de la mort.

Nous devons néamoins ajouter que plusieurs personnes, (au nombre desquelles nous pouvons nous citer), qui, quoiqu'en contact jour et nuit avec les cholériques pendant les épidémies précédentes, ne firent usage que de *veratrum*, et furent toutes préservées, tout comme celles qui alternèrent cette substance avec une autre.

On peut néanmoins, pour plus de sécurité, commencer par prendre *veratrum* comme il est dit ci-dessus ; et si, dans l'intervale d'une dose à l'autre on se sent disposé aux crampes on prend *cuprum*; si, au contraire on se sent des dispositions aux maux d'estomac, aux coliques, aux borborygmes on prend *metallum*; sauf à revenir dans l'un comme dans l'autre cas, à *veratrum* qu'on peut sans crainte continuer seul tant qu'on éprouve aucun des symptômes dont nous venons de parler.

Nous pouvons affirmer de la manière la plus absolue que parmi plusieurs milliers de personnes qui, à notre connaissance, ont fait usage de ce préservatif, dans plusieurs pays, une seule a été atteinte du choléra, mais par suite d'une grande imprudence.

Il peut arriver cependant, si l'on fait des écarts de régime, qu'il se déclare une cholérine, consistant en une simple diarrhée qu'il est toujours très facile de combattre et de vaincre sûrement et promptement, ainsi qu'on le verra dans le chapitre suivant.

Nous ne pouvons terminer ces explications sans faire mention d'un autre préservatif indiqué et garanti par le célèbre docteur Héring et confirmé par le docteur Jahr, ce vulgarisateur infatigable qu'on pourrait surnommer *l'Arago de l'homœopathie.*

Ce préservatif consiste dans l'emploi extérieur du *magistère de soufre (magisterium* ou *lact-sulfuris.*

« Le préservatif le plus sûr, dit Héring, est
« le soufre. Mettez une demi cuillerée de
« fleur de soufre dans vos bas, et allez à vos
« affaires ; ne sortez pas l'estomac vide, ne
« mangez pas de pain tendre, ni rien d'acide.
« *Plusieurs milliers d'individus ont suivi*
« *cet avis ; pas un seul n'a été atteint du*
« *choléra.* »

Le docteur Jahr dit de son côté : « Quant à
« nous, qui connaissions cette méthode du
« docteur Héring depuis 1850, et qui en avons
« fait l'essai dans les années suivantes, nous
« pouvons en confirmer pleinement l'effica-
« cité. »

Quant à nous, dirons-nous à notre tour, nous n'avons jamais mis à l'épreuve les propriétés préservatives du soufre, comme nous l'avons fait pour le *veratrum,* recommandé d'ailleurs comme *infaillible* par un grand nombre de médecins français et étrangers.

Nous reconnaissons cependant que l'affirmation des docteurs Héring et Jahr, qu'on peut qualifier à juste titre de véritables princes de la science médicale, mérite une sérieuse attention, et nous sommes bien décidé à faire l'expérience de leur méthode sur nous même, si, contre notre attente, le choléra vient malheureusement nous visiter.

Nous ne voyons pas, au surplus, quel grand inconvénient il y aurait à user des deux méthodes préservatives, en commençant par saupoudrer avec la fleur de soufre la semelle intérieure des bas chaque fois qu'on en change, et attendre le résultat, sauf à prendre, aux premiers symptômes d'une indisposition qui se déclarerait, le *veratrum* et ses auxiliaires, au besoin, qu'il est toujours prudent d'avoir en réserve chez soi.

Il nous reste à dire quelques mots, en terminant ce chapitre, sur le régime à observer pendant l'épidémie.

Il faut s'abstenir, autant que possible, de crudités, d'aliments trop épicés ou parfumés, de salaisons, de tout acide, et surtout d'infusions et de tisanes de toute espèce, telles que thé, camomille, mauve, café et autres qui peuvent contrarier l'effet du préservatif, ou bien débiliter ou surexciter les organes digestifs. Il faut éviter les refroidissements et, autant que faire se peut, l'air humide et froid du soir. Il est aussi *très urgent* de s'abstenir de l'usage du camphre, dont on ne doit pas même respirer l'odeur, cette substance étant l'antidote de *veratrum*. On doit agir de même à l'égard de toutes les substances odoriférantes, qui nuisent en général à l'action des préservatifs, et se priver également de toutes liqueurs douces ou fortes. Nous devons ajouter à cet égard que nous avons remarqué précédemment, que les individus dont l'estomac est altéré par les boissons alcooliques, se préservent difficilement et guérissent encore plus difficilement des atteintes du choléra.

A ceux qui, pour se préserver ou se guérir, seraient tentés de pratiquer la méthode — recommandée par quelques docteurs — consistant à se gorger d'alcool ou de vin jusqu'à l'ivresse, nous ne pouvons mieux faire que de leur rappeler ce vieux dicton : *croyez ça et buvez de l'eau.*

Nous en disons autant à ceux qui ont la manie de se droguer avec des sirops et des élixirs purgatifs ou prétendus dépuratifs et autres, qu'on doit bannir absolument sous peine d'annuler l'effet des préservatifs et et de se trouver plus disposés à être atteints par l'épidémie.

On peut faire usage de vin allongé d'eau en mangeant, et prendre de l'eau sucrée sans parfum dans l'intervale des repas, si on éprouve le besoin de boire. On peut aussi, mais sans abus, manger des fruits doux et fondants bien mûrs ; à la condition d'enlever la peau des figues, de ne pas avaler la peau des raisins, de ne faire usage de ces aliments que pendant les repas et de s'en abstenir le matin à jeun.

Il ne faut pas néanmoins rompre trop brusquement des habitudes contractées depuis longtemps, mais procéder graduellement, en évitant toute transition trop subite d'un genre de vie à un autre.

A ceux qui seraient disposés à trouver ces prescriptions trop exigeantes, nous répondrons que la conservation de la vie et de la santé vaut bien la peine qu'on s'impose quelques privations, au moins pendant le règne d'une épidémie si terrible, contre laquelle on peut avoir la CERTITUDE LA PLUS ABSOLUE de se préserver en suivant les conseils qui précèdent.

III

MOYENS CURATIFS.

Le choléra se manifeste presque toujours par les symptômes suivants :

Malaise général sans que l'on se sente précisément malade; lassitude; faiblesse parfois avec envie de vomir; peu d'aptitude au travail et à la marche qui fatiguent; petites crampes ou fourmillement dans les membres et dans le ventre qui semble meurtri, tantôt avec frissons tantôt avec chaleur; visage refroidi, pâle plus ou moins terne avec expression d'anxiété; quelquefois crampes légères de poitrine avec difficulté de respirer librement; chaleur plus ou moins prononcée dans la gorge et dans l'estomac; tête lourde et comme contusionnée à l'intérieur, avec vertige; corps et membres frilleux et comme endoloris; jambes et mollets sillonés de petites crampes, et de frissons; urines plus claires que de coutume ou légèrement troubles et coulant plus lentement; pouls petit et lent.

Dans ce cas, et alors qu'il ne s'est encore déclaré ni diarrhée ni vomissements, on doit mettre le malade au lit et lui administrer, sur un morceau de sucre ou dans une cuillerée à café d'eau, deux gouttes D'ESPRIT DE CAMPHRE D'HAHNEMANN, et répéter cette dose de 5 en 5 minutes jusqu'à ce que le malade commence à transpirer, que le pouls devienne plein et actif et qu'il s'établisse avec la chaleur une réaction qui mette fin à la maladie; ce qui arrive constamment après la deuxième ou la troisième dose.

Mais il arrive presque toujours que ces symptômes précurseurs passent inaperçus, et la maladie ne tarde pas alors à se compliquer de diarrhée ou de vomissements et même des deux ensemble.

Vomissements sans diarrhée

Dans le cas où il se déclare des vomissements sans diarrhée, on doit administrer l'IPECACUANHA (chaque fois que le malade vomit), à la dose de deux globules, délayés dans une cuillerée à café d'eau, ou pris à sec sur la langue si le moindre liquide est rejeté par le malade qui, dans ce dernier cas, ne doit pas cracher jusqu'à ce que les globules soient fondus et avalés avec la salive. Il va sans dire que le malade doit garder le lit pendans l'administration du médicament. (Voir plus loin, pour le régime, les observations générales).

Dans les épidémies antérieures, la maladie était presque toujours enrayée avant la troisième dose du médicament, qu'on doit aussi employer lorsque le malade fait des efforts pour vomir sans le pouvoir.

Nous croyons devoir noter ici qu'après le choléra de 1854, en Piémont, le docteur Mure publia à Gênes une notice dans laquelle il déclara qu'il n'avait pas eu à se louer d'IPECACUANHA, et qu'il l'avait remplacé avec succès par HIPPOMANE MANCINELLA. Mais nous pouvons affirmer à notre tour qu'à Turin, pendant le cours de la même épidémie, IPECACUANHA, employé comme dessus, n'a jamais fait défaut, pas plus qu'en France dans les épidémies précédentes.

Diarrhée sans vomissements.

Dans le cas où il se déclare une diarrhée sans vomissements, et alors que le malade n'a pas encore été obligé de se mettre au lit, on doit avoir recours à SULPHUR, administré comme *ipecacuanha* et immédiatement après chaque selle.

Mais si après l'administration de deux ou trois doses, la diarrhée persiste, il ne faut pas hésiter à se mettre au lit et à prendre PHOSPHORI-ACIDUM qui, administré de la même manière que *sulphur*, a toujours arrêté la maladie, dans les épidémies précédentes, après la deuxième ou troisième dose. Si cependant il arrivait, par exception, que la diarrhée continuât malgré ces deux remèdes, on devrait administrer de suite VERATRUM, dont il va être question ci-après (pour le régime voir les observations générales).

Diarrhée et vomissements

Lorsque la diarrhée et les vomissements se déclarent simultanément, la maladie présente bientôt les symptômes suivants :

Diarrhée et vomissements semblables à l'eau de riz avec petits flocons ou filets blancs; corps, membres, langue, haleine et visage d'un froid glacial avec sueur visqueuse et glacée par tout le corps; visage d'une pâleur terne foncée, portant une empreinte cadavéreuse avec les yeux caves et cernés de noir; joues creuses; pommettes saillantes dont la peau tendue est comme adhérente aux os; traits exprimant une angoisse mortelle; lèvres gercées et noirâtres; peau sans élasticité et ne revenant que difficilement de l'empreinte qu'elle reçoit lorsqu'on la pince avec les doigts; poitrine oppressée avec constriction de la gorge; ventre sensible avec ou sans coliques; urines supprimées; pouls lent et presque insensible avec prostration complète de forces; amaigrissement général; voix presque éteinte; pouls lent, petit et presque éteint; soif inextinguible avec désir de boissons froides.

Cet état alarmant réclame VERATRUM; et il ne faut même pas attendre, pour administrer ce médicament pivotal du traitement dans le choléra confirmé, que tous les symptômes ci-dessus énumérés se soient prononcés. Aussitôt que la diarrhée et les vomissements apparaissent ensemble, il faut se hâter de préparer la potion, composée d'autant de globules que de cuillerées d'eau, et de l'administrer par cuillerées à un quart-d'heure d'intervale l'une de l'autre, et même à des termes plus rapprochés, suivant l'intensité du mal, en ayant soin, néanmoins, d'éloigner graduellement les doses au fur et à mesure que l'amélioration se prononce de plus en plus, et que les évacuations deviennent moins fréquentes.

Symptômes divers.

Il arrive qu'aux symptômes énumérés plus haut, ou partie d'entr'eux, se joignent d'autres symptômes qui résistent à l'action de *vera-trum* et qui consistent en douleurs dans l'estomac, ou en un grand feu qui le brûle avec une soif dévorante que rien ne peut étancher, poussant à boire souvent mais peu à la fois; en diarrhée et vomissements renouvelés, chaque fois que le malade prend la moindre boisson. Le malade alors est en proie à une grande anxiété, avec appréhension de la mort, et à une agitation marquée avec disposition à se découvrir, à rejeter ses couvertures, et à mouvoir les doigts en portant les mains en avant comme pour saisir un objet; (carpologie) son regard est fixe et cependant hagard avec les yeux cernés et enfoncés; pouls très petit, faible, tremblant, parfois irrégulier et accéléré; face décomposée, hypocratique; teint cadavéreux, plombé et terreux; traits contractés. Il faut alors recourir à METALLUM-ALBUM, administré comme *veratrum*, avec lequel on devra souvent le faire alterner.

Le METALLUM est indiqué dans la période du froid comme dans celle de la chaleur, toutes les fois que plusieurs des symptômes ci-dessus se déclarent. Il est aussi indiqué lorsque, au lieu d'agitation, il y a chez le malade une grande faiblesse jusqu'à la prostration. (Voir ci-après les observations générales.)

Quant aux crampes violentes qui accompagnent assez fréquemment le choléra, on les combat par CUPRUM, (cuivre) qu'on alterne au besoin avec l'un des médicaments précédents; mais en ayant soin de suspendre son emploi aussitôt que les crampes diminuent assez pour n'être pas insupportables au malade; les crampes modérées aidant souvent la réaction bien loin de lui être nuisibles. Si les crampes ne cèdent pas à *cuprum*, on peut le remplacer par CAMPHORA (deux globules par cuillerées). Ce dernier médicament convient aux crampes cloniques, tandis que cuprum s'adapte mieux aux toniques.

On peut aussi dans ce cas frictionner, si le malade le désire, les parties atteintes de crampes ; en ayant soin de passer la main sous les couvertures pour ne pas découvrir le cholérique, qui doit être réchauffé à l'aide de cruches d'eau chaude, ou de petits sacs pleins de son chaud, et par tous les moyens possibles.

Si la maladie, avec ou sans l'emploi des médicaments précédents, a continué sa marche ; si le pouls, baissant toujours, semble prêt à s'éteindre et devient insensible ; si, les évacuations ayant cessé, il se manifeste des symptômes de congestion à la tête ou dans les voies respiratoires avec haleine glaciale ; si la sensibilité devient nulle et que le malade ressemble à un cadavre ; on doit administrer, de la même manière que le *veratrum*, CARBO-VEGETABILIS qui, plus d'une fois dans ce cas extrême, a rappelé à la vie des agonisants. — On ne doit même pas attendre les derniers moments pour administrer ce médicament, qu'il est bien de faire alterner avec *veratrum*, aussitôt qu'on s'aperçoit que les symptômes s'aggravent malgré l'influence de ce dernier, que le froid augmente et que le malade s'affaisse de plus en plus.

Enfin, dans les cas les plus désespérés et lorsque les médicaments précédents sont insuffisants, on doit recourir à HYDROCIANI-ACIDUM, administré de la manière indiquée pour le *carbo*, par cuillerée, de 15 en 15 minutes et même de 5 en 5 minutes, suivant l'urgence. Ce médicament est surtout indiqué lorsque, indépendamment des symptômes *in extremis* sus énoncés, on remarque chez le malade des dispositions à une contraction des muscles de la face, dont l'un des effets consiste à tirer de côté, de temps en temps, l'un des coins de la bouche.

Suivant les symptômes qui se déclarent sous l'influence d'*hydrociani-acidum*, on peut l'alterner soit avec *carbo*, soit avec l'un des médicaments ci-dessus désignés. Il est bien entendu que si la maladie s'amende et que les symptômes décrits pour l'emploi de *carbo* se dissipent, on doit renoncer à l'administration de ce dernier ainsi qu'à celle d'*hydrociani-acidum*, pour recourir à l'un des autres médicaments, indiqués par l'état du malade, en se conformant pour le choix de ce médicament aux instructions relatives à chaque phase de la maladie, soit pendant la période cholérique, soit pendant celle de la réaction dont il va être question.

Période de la réaction.

Lorsque la maladie cède aux efforts des médicaments et des forces vitales, il se manifeste une réaction. Le pouls se relève et la chaleur revient.

Lorsque cette réaction s'opère sans encombre, il n'y a qu'à laisser agir la nature et à préserver le malade de toute imprudence.

Mais la réaction ne s'opère pas toujours aussi heureusement, et alors une fièvre plus ou moins forte se déclare. Si elle est accompagnée de chaleur fébrile bien prononcée sans affection cérébrale, on doit administrer ACONITUM, en potion de 5 à 6 globules, dans 10 cuillérées d'eau, qu'on fera prendre par cuillerées, à demi-heure d'intervale l'une de l'autre, en ayant bien soin d'éloigner les doses les unes des autres, aussitôt que la fièvre commence à céder.

Mais il se déclare assez souvent, avec la réaction, une fièvre avec des affections cérébrales, et alors le malade, en proie à une grande agitation, manifeste le désir persistant de se lever, de s'habiller, de partir, d'éloigner les personnes qui l'entourent, même ses proches parents, et donne enfin plusieurs autres signes de délire. — Il faut alors recourir immé-

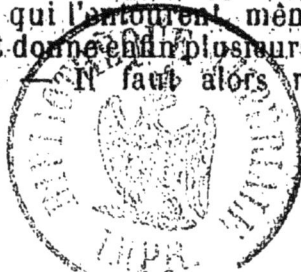

diatement, et *sans perdre une minute*, à BELLADONNA, administrée comme *veratrum* par cuillerées.

Rien ne nous a jamais étonné comme l'effet presque instantané de ce médicament en 1849. Presque toujours, dès la première cuillerée, une subite tranquillité succédait à l'agitation la plus violente, le malade se couchait sur le côté, tournant le dos aux personnes placées auprès de son lit, demandant qu'on le laissât tranquille et, après une demie heure de repos, il entrait en convalescence. Le même effet s'est produit pendant le choléra de 1854 à Turin.

Il arrive, lorsqu'on perd du temps et qu'on administre BELLADONNA *trop tard*, qu'à l'état d'agitation, calmé par l'action de ce médicament, succède un état de torpeur avec pesanteur de la tête, avec pression au cerveau et autres affections cérébrales

Le visage se couvre d'une pâleur terne et brune, avec aspect de caducité ; la bouche et la gorge sont sèches; il y a peu de disposition à parler et la parole est embarrassée; la langue est sèche et chargée, rouge aux bords avec petits boutons ou gerçures.

Cet état, *toujours très grave*, réclame l'emploi de BRYONIA, administrée comme la *Belladonna*, avec laquelle on est obligé de l'alterner, lorsque sous l'influence de BRYONIA l'agitation tend à reparaître. En alternant ainsi ces deux substances on peut encore arriver à triompher de cet état typhoïde, à rétablir l'équilibre et amener la convalescence.

En général, *Bryonia* est surtout indiquée dans toutes les affections typhoïdes, lorsque le malade accuse dans ses rêves ou dans son délire une préoccupation de ses affaires journalières, et que sa langue — sèche ou chargée, blanche ou brune, avec quelques vésicules aux bords qui sont rouges — pré-

sente au doigt une rugosité ayant quelqu'ana-
logie avec celle de la langue d'un chat.

On voit souvent une maladie produire chez
le même malade des effets contraires les uns
aux autres. Il en est de même d'un médicament ; et la *Belladonna* qui est surtout
indiquée contre l'agitation et le délire, l'est
aussi contre un état soporeux ou somnolent.
Dans ce dernier cas on obtient d'elle d'excel-
lents résultats en l'alternant avec HYOSCIAMUS,
qui alors, comme dans beaucoup d'autres
circonstances, est un auxiliaire puissant de
Belladonna, dont il modère l'action sans nuire
à ses effets.

Il se manifeste aussi quelquefois d'autres
symptômes typhoïdes qui compliquent la
maladie et qui réclament l'emploi de LACHESIS,
d'OPIUM, de PHOSPHORI-ACIDUM et d'autres médicaments ; mais il faut alors l'intervention
d'un médecin qui indique l'opportunité de
l'administration de chacun d'eux.

De quelques cas particuliers.

Si pendant le cours du traitement (quelle que
soit d'ailleurs la substance administrée au
malade dans ce moment) il arrive que la
diarrhée et les vomissements, après avoir disparu, viennent à reparaître ensemble ou sé-
parément, on doit revenir aux médicaments
indiqués plus haut pour ces divers symptômes;
c'est-à-dire à IPÉCACUANHA pour les vomissements, à PHOSPHORI-ACIDUM, pour la diarrhée et à VERATRUM ou à METALLUM pour les
deux ensemble.

Le médicament exigé par l'un de ces trois
incidents doit être administré chaque fois que
la diarrhée et les vomissements se reproduisent, mais concurremment avec le médicament
qu'on donnait au malade au moment où l'incident s'est déclaré et qu'on ne doit pas aban-
donner entièrement. Il est bien entendu que

lorsque l'incident a disparu il faut supprimer le médicament qu'il avait exigé, et continuer à donner seul celui qu'on donnait avant, à moins que l'ensemble des symptômes en indique un autre, qu'on doit choisir toujours en se conformant aux prescriptions qui précèdent.

On voit quelquefois persister, pendant le traitement et même après la réaction établie ou en train de s'établir, une petite diarrhée séreuse et floconneuse conservant l'aspect incolore et accompagnée d'une grande faiblesse. Dans ce cas il convient de faire une potion de SÉCALE-CORNUTUM, composée comme il est dit pour *veratrum*, et de l'administrer par cuillerées. Ce médicament, qu'on peut alterner avec celui administré avant lui, convient surtout aux vieillards et aux sujets faibles et épuisés. *Secale* est aussi indiqué contre l'absence des urines et contre les selles involontaires. Mais quand la diarrhée devient bilieuse il faut recourir à *phosphorus* si le malade est d'une faible constitution, épuisé par des maladies antérieures, et que chaque selle augmente sa faiblesse; mais si le malade était robuste avant l'atteinte du choléra et que les selles ne l'affaiblissent pas trop, il faut préférer PHOSPHORI-ACIDUM et l'employer comme il est dit plus haut pour *secale*.

Si *Secale* ne réussit pas à calmer l'affection des voies urinaires, et que le malade éprouve un besoin pressant d'uriner sans le pouvoir, avec douleurs violentes et grande sensibilité du bas ventre au toucher, on doit recourir à CANTHARIS.

Il arrive aussi qu'au tenesme de la vessie se joint le tenesme de l'anus, et que le malade éprouve souvent le besoin d'aller à la selle sans résultat; dans ce cas, NUX-VOMICA sera employé utilement.

Il y a bien d'autres médicaments qui peuvent convenir dans certains cas exceptionnels; mais

il est d'autant plus inutile de les énumérer
que leur administration réclame l'intervention
du médecin.

Quant aux médicaments que peuvent récla-
mer les suites du choléra, ils sont aussi nom-
breux que les incidents qui peuvent survenir
après la maladie, et ne sauraient être indiqués
que par un médecin après examen de l'état
du malade. Mais il faut noter ici que le traitement homœopathique de l'épidémie ne donne
jamais lieu à des désordres consécutifs et à
des souffrances chroniques, comme le font
presque toujours les divers autres traitements,
au moyen desquels on emploit, à fortes doses,
les médicaments les plus violents, qui ont le
grave inconvénient de produire des maladies
médicamenteuses ou artificielles, bien plus
dangereuses très souvent que les maladies
naturelles.

Pour compléter nos observations sur ce
chapitre, il nous reste à dire que si, par impossible et par suite d'une imprudence ou
d'un écart de régime, un sujet soumis à l'action préservative, est atteint par l'épidémie,
il doit être traité comme tout autre malade
d'après les prescriptions qui précèdent. Mais
nous avons hâte de répéter *qu'il n'est* jamais
arrivé qu'un individu placé sous l'influence
des préservatifs homœopathiques (*veratrum*
etc.) ait été atteint du choléra proprement dit.

Quant aux cas, très rares d'ailleurs, de cho-
lérines qu'on a pu constater parmi les personnes protégées par les préservatifs, ils ont
toujours cédé promptement à l'action de *sulphur* et de *phosphori acidum* employés
comme il a été dit à l'article DIARRHÉE SANS
VOMISSEMENTS.

IV.

OBSERVATIONS GÉNÉRALES.

Aussitôt qu'il se déclare une diarrhée ou des vomissements, pendant le règne de l'épidémie et même avant que celle-ci soit parfaitement constatée, il faut que le malade n'oublie pas qu'il est déjà sous l'influence meurtrière du choléra et que la moindre imprudence peut avoir des suites fatales. Il doit donc, dès le début des évacuations par en haut ou par en bas, observer une *diète absolue* et ne prendre, pour étancher sa soif souvent très ardente, que quelques cuillerées d'eau ou quelques petits morceaux de glace qu'il laisse fondre dans la bouche. Il est très essentiel de boire peu à la fois et le plus rarement possible, si on veut obtenir plutôt la cessation de la diarrhée et surtout des vomissements qui, provoqués et rendus plus fréquents par l'injection d'une trop grande quantité d'eau dans l'estomac, épuisent et fatiguent beaucoup le malade et rendent sa guérison bien plus difficile.

Ces prescriptions très importantes doivent, sous peine de s'exposer aux plus grands dangers, être rigoureusement observées, dès le moment des premières évacuations jusqu'à leur suppression complète tant pour ce qui concerne les vomissements, que pour ce qui concerne la diarrhée.

Cela dit et expressément recommandé, passons à d'autres observations aussi essentielles.

Le choléra étant aussi variable que rapide dans sa marche, présente un ensemble très varié de symptômes qui se succèdent rapidement et s'enchevêtrent très-souvent. C'est ce qui fait qu'on est obligé, pendant le traitement, de changer les médicaments, de les alterner et d'en répéter les doses plus souvent que dans les autres maladies aigues.

Cependant, lorsque une amélioration quelconque se manifeste pendant l'administration d'un médicament, on doit insister sur son emploi et le répéter par conséquent plus souvent que ceux avec lesquels il y aurait lieu de l'alterner; mais il faut néanmoins avoir soin d'en éloigner et même d'en diminuer les doses au fur et à mesure que l'amélioration fait des progrès plus sensibles. On doit agir de même à l'égard de tous les médicaments administrés n'importe dans quelle période de la maladie.

Il existe souvent dans les réactions incomplètes ou avortées, une perturbation de symptômes qui oblige à revenir à l'emploi des médicaments administrés dans la période cholérique; on doit dans ce cas les alterner avec les médicaments réclamés par la période de la réaction, et agir comme il a été dit pour le cas où la diarrhée et les vomissements reparaissent après avoir disparu.

Il résulte d'observations faites antérieurement que le METALLUM-ALBUM, administré à propos, contribue puissamment à préparer une réaction énergique qui, modérée au moment opportun par la *Belladonna*, risque moins d'avorter qu'une réaction plus faible. Aussi ne doit-on pas hésiter à donner le METALLUM alors même que le malade ne se plaint pas de brûlement d'estomac, pourvu qu'à la soif ardente et à l'envie de se découvrir se joignent une grande agitation et une anxiété qui dénote la crainte de la mort, ou bien une grande faiblesse avec difficulté de respirer.

Lorsque la réaction commence à se manifester sous l'influence de *metallum*, les symptômes de ce médicament se confondent parfois avec ceux qui réclament l'emploi de *Bella-*

donna. On doit éviter avec soin de se laisser tromper par cette confusion, et administrer *Belladonna* — qu'on peut dans quelques cas alterner au début avec *Metallum* — aussitôt que, la chaleur se manifestant et le pouls tendant à se relever, l'agitation prend une tendance au délire, et que le malade commence à accuser les symptômes dont il a été question plus haut, en parlant de l'emploi de *Bella-donna*. Dans ce cas la soif se calme quelquefois assez sensiblement; ce qui indique aussi que le moment est venu d'administrer ce dernier médicament.

Terminons nos observations sur l'emploi des divers médicaments en indiquant la dilution dont il convient de faire usage dans le traitement: c'est toujours la sixième dilution ou atténuation qui a été employée, avec le le plus grand succès, dans les diverses épidémies que nous avons eu à combattre; c'est encore cette dilution, tant de fois éprouvée, que nous conseillons d'employer aujourd'hui; quelle que soit la confiance que nous inspire, à si juste titre, le savant docteur Jahr qui a écrit, et nous a de plus affirmé verbalement, qu'il avait toujours obtenu contre le choléra les mêmes résultats curatifs avec la trentième dilution qu'avec la sixième.

Ici il nous semble entendre les ennemis de l'homœopathie ou ceux qui en ignorent l'action bienfaisante s'écrier, ceux-là avec dédain et ceux-ci avec étonnement:

« Comment est-il possible d'admettre que « des substances, administrées à des doses « tellement infinitésimales qu'il est impossible « d'en trouver la moindre trace par l'analyse « la plus scrupuleuse, puissent produire une « action quelconque sur l'organisme et com-« battre avec succès une maladie aussi violente « que le choléra? »

Comment! dirons-nous à notre tour à nos

contradicteurs, vous savez qu'on a analysé plusieurs fois, sur une grande échelle, l'air de l'atmosphère cholérique, sans qu'on ait pu y constater la moindre trace, le moindre indice des miasmes qui le vicient, et vous voyez cependant tous les jours, pendant le règne de l'épidémie, des centaines, des milliers de personnes frappées de mort, en quelques heures, par l'action toxique de ces mêmes miasmes; vous savez et vous voyez tout cela, vous le voyez avec anxiété et douleur, mais sans étonnement puisque ces faits se reproduisent à chaque instant devant vous, et vous êtes étonnés, vous doutez, vous niez même que les doses homœopathiques puissent exercer une action salutaire, par la raison que vous ne découvrez pas en elles la moindre trace des médicaments qu'elles contiennent?

Mais prenez garde, votre doute n'est autre chose qu'un horrible blasphème. Oui, vous faites injure à la Providence en supposant qu'elle a voulu attribuer aux doses infinitésimales de certains miasmes nuisibles la puissance de faire du mal, tout en refusant aux doses infinitésimales des substances médicamenteuses la propriété de faire du bien.

Comment, en présence du sublime spectacle que vous offre l'admirable harmonie de l'univers, pouvez-vous supposer que cette Providence, toujours si prévoyante, qui préside à cette harmonie, ait pu commettre une pareille énormité si contraire aux lois d'éternelle justice qui règlent la marche de la nature? Comment pouvez-vous oublier qu'elle a pris soin de mettre partout le remède à côté du mal, et qu'elle a même poussé la sollicitude jusqu'à indiquer à ceux qui prennent la peine d'observer et de réfléchir, la marche à suivre pour tirer le meilleur parti possible de l'emploi des remèdes?

Réfléchissez donc quelques instants sur cet

intéressant sujet, et vous ne tarderez pas à comprendre, pour peu que vous y mettiez de la bonne volonté, que la Providence, en nous démontrant par des effets mortels la puissance malfaisante des doses infinitésimales des miasmes épidémiques, a voulu très évidemment nous révéler la puissance réparatrice des doses infinitésimales des substances médicamenteuses ; et nous enseigner ainsi le mode le plus simple et le plus sûr de triompher du mal.

Mais il y a plus, et votre étonnement devra cesser lorsque vous saurez que nous sommes en mesure de vous prouver que, s'il vous est impossible de découvrir dans l'air cholérique la moindre molécule des miasmes qui tuent, nous pouvons, nous, vous montrer dans nos globules plusieurs molécules des médicaments qui guérissent ; et cela jusqu'à la douzième atténuation, alors que nous employons dans le traitement du choléra la sixième dilution qui en contient infiniment plus.

Nous ne pouvons que vous engager à consulter, à ce sujet, l'excellent ouvrage publié l'année dernière par une autre de nos célébrités médicales, le docteur Chargé, sous ce titre : *Qu'est-ce que l'homœopathie ?* Vous y trouverez de quoi vous édifier sur ce fait désormais incontestable.

Si ces explications si catégoriques n'entraînaient pas votre conviction et que vous vinssiez encore nous demander de quelle manière agissent les doses infinitésimales homœopathiques dans notre organisme, pour combattre et vaincre une maladie aussi violente et aussi prompte dans ses effets que le choléra, nous serions autorisé à répondre à votre question par une autre question, et à vous demander à notre tour de quelle manière agissent en nous les doses infinitésimales cholériques, pour pouvoir détruire aussi promptement nos organes et donner la mort, en quelques heures, à l'homme le plus vigoureux ?

Mais nous voulons aller plus loin et vous donner à cet égard des explications, toutes personnelles, que nous soumettons à votre critique et au jugement de tous ceux qui, amis ou ennemis, nous feront l'honneur de nous lire.

Les molécules insaisissables des médicaments homœopathiques exercent, selon nous, leur action contre le choléra, ou toute autre maladie, en repoussant, en expulsant de notre organisme toutes les molécules morbides ayant des propriétés semblables aux leurs. Elles agissent ainsi en vertu de la loi qui veut, d'après les enseignements de la physique, que les semblables se repoussent.

En d'autres termes, les médicaments homœopathiques infinitésimaux, en passant par absortion dans la circulation, communiquent leurs propriétés et leurs vertus au fluide sanguin qui, en parcourant l'organisme, en expulse toutes les molécules morbides semblables aux molécules médicamenteuses, et rétablit l'harmonie dans le jeu de nos organes.

Ainsi débarrassé des molécules étrangères qui entravaient sa marche régulière, l'organisme réagit contre les effets de la maladie, et ne tarde pas à fonctionner régulièrement et à rentrer dans son état normal. C'est ainsi, croyons-nous, que se passent les choses sous l'influence des médicaments homœopathiques, c'est ainsi que nous recouvrons la santé dans nos luttes contre les maladies, toutes les fois que les organes plus particulièrement atteints n'ont pas été altérés, au point de n'être plus aptes à remplir les fonctions qui leur sont attribuées par la nature.

De là découle cette règle posée par HAHNEMANN que plus le médicament est homœopatique, c'est-à-dire semblable par ses propriétés aux symptômes de la maladie à laquelle il est opposé, et plus il agit avec certitude et célérité.

Mais la science qui nous enseigne que les semblables se repoussent nous apprend aussi que les contraires s'attirent. De là découle cette conséquence, que s'il était possible de trouver un médicament *réellement* contraire à une action morbide quelconque, et qu'on l'administrât au malade, il s'en suivrait que le fluide sanguin, nanti des propriétés de ce médicament, attirerait, au lieu de les repousser, les molécules morbides contraires à ses propriétés, et la maladie renforcée par cette agglomération ne tarderait pas à emporter le malade.

Que conclure de là ? si non que la médecine des contraires, (l'allopathie) est une erreur quarante fois séculaire qui a fait son temps, et que la médecine des semblables (l'homœopathie) est une jeune et éclatante vérité à qui l'avenir appartient.

Si cette explication sur la manière d'agir des médicaments ne vous satisfait pas, combattez-la *en lui en substituant une autre plus logique et plus rationelle* et vous nous trouverez toujours prêt à l'accepter.

Mais quel que soit l'accueil réservé à nos observations à cet égard, que nous ne donnons du reste que comme une impression personnelle, toujours est-il que nous pouvons affirmer de nouveau, en terminant, l'efficacité des médicaments préservatifs et curatifs ci-dessus énumérés.

Et s'il est vrai que le choléra résiste quelquefois au traitement curatif, dans quelques cas aggravés par la négligence ou l'imprudence des malades, ou encore lorsque la maladie est trop avancée, il faut reconnaître cette vérité *vraie, absolue, incontestable,* que cette redoutable épidémie *est complètement impuissante à rompre la barrière que lui opposent les préservatifs homœopathiques.*

Nous répétons et affirmons de nouveau sur l'honneur que, sur plusieurs milliers de personnes qui ont pris ces préservatifs, on n'a eu, à notre connaissance, à constater qu'un seul cas de choléra, provoqué par une très grave imprudence du sujet atteint.

Nous avons eu l'honneur, pendant l'épidémie de 1849 à Toulon, d'être directeur de l'ambulance homœopathique, et nous avons pu constater que parmi les 60 ou 70 citoyens de bonne volonté, appartenant à toutes les classes de la société, qui se sont dévoués au service gratuit des malades, PAS UN SEUL N'A ÉTÉ ATTEINT, malgré l'intensité de l'épidémie, bien qu'ils fussent jour et nuit auprès du lit des malades, et souvent occupés à frictionner les membres glacés et visqueux de ceux-ci.

Le nombre des morts — constaté sur un registre où étaient portés tous les malades soignés par le personnel de l'ambulance — atteignit seulement le chiffre de *quatre vingt et quelques sur mille*, et il est à remarquer que beaucoup d'entr'eux avaient pris divers préservatifs, mais qu'aucun n'avait eu recours aux préservatifs homœopathiques. Et encore combien y en eut-il dans ce nombre qui ne réclamèrent nos soins qu'à la dernière extrémité !

Nous pouvons ajouter que nous avons nous-même plongé nos mains dans les matières aqueuses vomies par une cholérique, passé ensuite dans la bouche l'un de nos doigts, et guéri ainsi d'une terreur panique des individus qui n'osaient pas, d'abord, s'approcher du lit de leurs parents malades, qu'ils ont ensuite soigné avec autant d'assurance que de zèle sans jamais avoir subi la moindre atteinte du mal ; placés qu'ils étaient par nous sous l'influence des préservatifs. Cette précaution prise partout où nous avions des malades à soigner préserva beaucoup de familles.

Nous ne citons pas ce fait pour faire parade de courage et nous avouons, sans difficulté, que nous n'aurions jamais fait une expérience pareille, si nous n'avions pas été CERTAIN de l'efficacité du préservatif sous l'influence protectrice duquel nous étions placé.

Nous sommes tellement convaincu de cette efficacité, que nous ne craignons pas d'affirmer que si on connaît le préservatif à tous les habitants d'une commune, au moment où le choléra y sévit avec le plus de violence et y exerce les plus effrayants ravages, quelques jours suffiraient pour faire disparaître complètement l'épidémie.

Aussi c'est avec une confiance sans bornes que nous terminons en renouvelant cette déclaration, que nous avons faite et écrite antérieurement, sans qu'elle ait été démentie par les faits:

« AUCUNE PERSONNE FAISANT USAGE DES PRÉ-
« SERVATIFS HOMŒOPATHIQUES ET SE CONFOR-
« MANT AUX PRESCRIPTIONS QUI PRÉCÈDENT NE
« SERA VICTIME DU CHOLÉRA. »

Oui ! à la seule condition d'obéir à ces prescriptions, qui ne sont pas très rigoureuses, nous pouvons, sans crainte, braver l'épidémie au moment même de sa plus terrible intensité, et dire avec la sécurité la plus parfaite.

Il n'y a plus de Choléra !

Espérons que l'épidémie ne viendra pas nous visiter; mais s'il en était autrement, faisons des vœux pour qu'on ne méprise pas les prescriptions qui précèdent et pour qu'on oppose à la maladie la méthode homœopatique dont les effets ne manqueraient pas de confirmer toutes nos assertions sur les faits antérieurs consignés dans cet écrit, et dont l'exactitude serait certifiée, au besoin, par une personne qui a suivi les travaux de l'ambulance de Toulon en 1849 et qui, aujourd'hui, habite Nice.

PONS,

Membre de l'Académie de Médecine Homœopathique de Palerme

_____

P. S. On doit ne pas oublier que la plupart des cas de choléra sont l'effet de diarrhées négligées, provenant d'indigestions occasionnées par des aliments lourds ou crus, par l'usage abusif des fruits et par des écarts de régime qui vont jusqu'à l'intempérance.

Qu'on se garde donc contre ces diverses causes de la maladie, qu'on se place sous la sauvegarde des préservatifs homœopathiques, et on pourra être certain de traverser la crise cholérique la plus violente sans aucun danger.

A ceux qui ne croient pas à l'homœopathie, comme à ceux qui s'obstinent à refuser tout médicament interne, nous ne pouvons que conseiller l'emploi dans les bas de _la fleur de soufre_ LAVÉE, qu'il ne faut pas confondre avec celle qui n'a pas subi l'opération du lavage, ni avec le soufre pilé, dont les propriétés sont différentes.

C'est un moyen qui ne peut avoir aucun inconvénient. Le soufre, tout le monde le sait, est l'ami de l'homme auquel il rend les plus grands services. Il n'y a qu'un ignorant qui puisse en méconnaître les nombreuses et bienfaisantes propriétés. Il se montre très utile dans l'épidémie des animaux et des végétaux, (la vigne en sait quelque chose,) pourquoi le repousserait-on dans cette circonstance?

Pourquoi les médecins étrangers à l'homœopathie n'en recommenderaient-ils pas l'emploi à leurs clients ? Pourquoi enfin l'autorité ne propagerait-elle pas ce préservatif en organisant des dépôts pour les pauvres, du moment où le choléra viendrait nous visiter ?

Notre proposition est incontestablement d'une importance capitale pour la salubrité publique, et mérite bien d'être prise en sérieuse considération par nos administrateurs, à la sollicitude desquels nous ne saurions trop la recommander. P.

Au moment de mettre sous presse, il nous tombe sous la main une brochure ayant titre : LE CHOLÉRA — SON MODE DE PROPAGATION — *et les moyens de s'en préserver.*

C'est une compilation historique sur le choléra, et terminée, à propos de préservatifs, par cette conclusion :

« On n'en connaît pas de plus efficace que la *désinfection énergique des fosses d'aisance*».

Lorsque, il y a deux mois, nous avons, à l'occasion du choléra, recommandé dans la *Publicité de Nice* le mode de désinfection par le sulfate de fer, nous ne pensions pas indiquer un préservatif aussi exclusivement souverain contre le terrible fléau.

Le titre de la brochure nous avait fait espérer une conclusion plus instructive.

Nous aurons occasion de revenir, dans la *Publicité de Nice*, sur cette œuvre qui nous a paru rappeler la fable de la montagne accouchant d'une souris.

AVIS.

On trouve les médicaments préservatifs et curatifs du choléra dans toutes les pharmacies spéciales homœopatiques. Celle de Nice est située place du jardin public, N° 4, maison Roubioni.

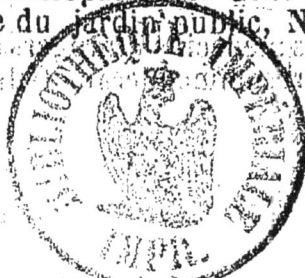

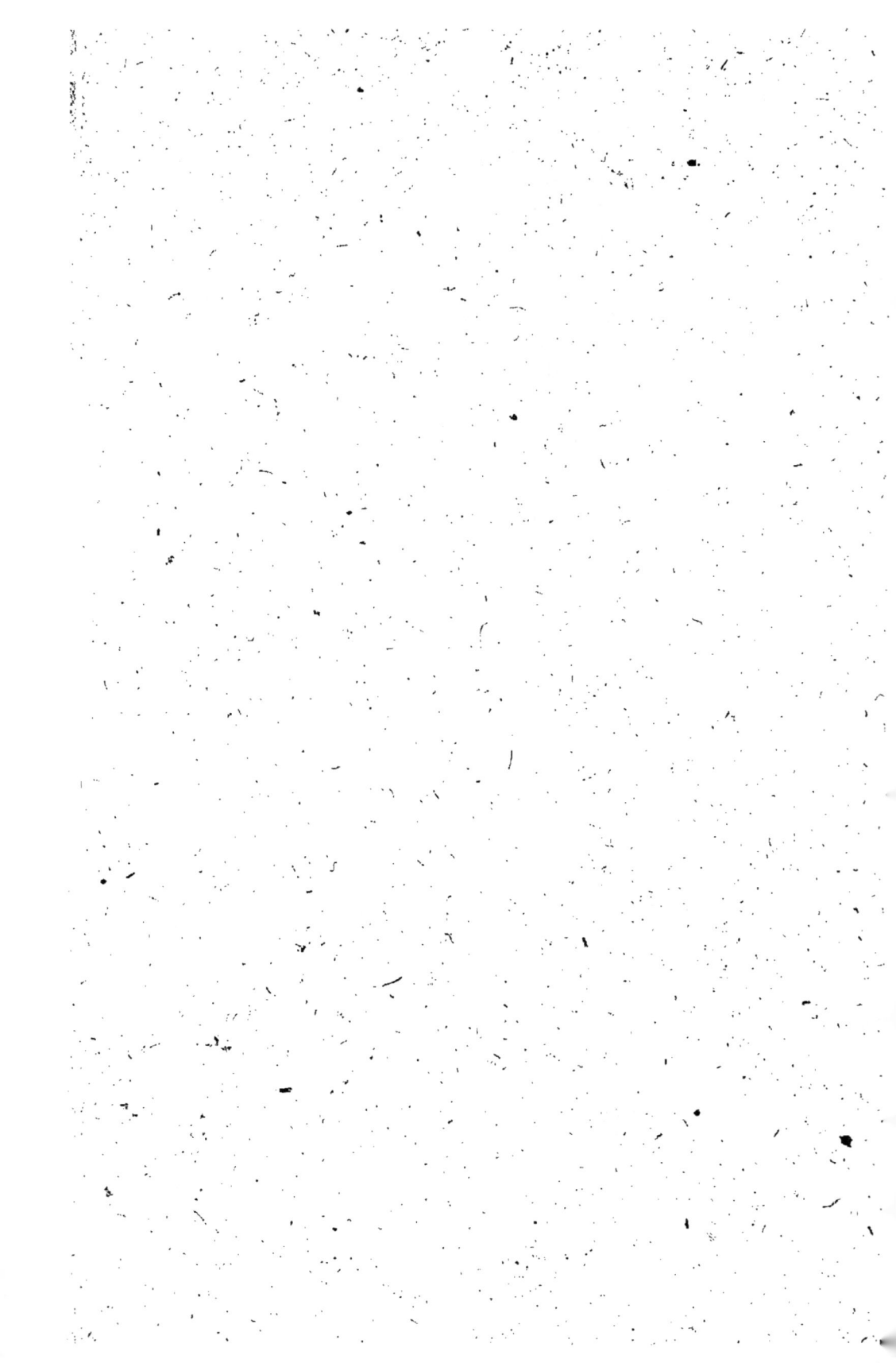

www.ingramcontent.com/pod-product-compliance
Lightning Source LLC
Chambersburg PA
CBHW070745210326
41520CB00016B/4581